AF611220

STATISTIQUE D'ARLANC
(PUY-DE-DÔME)

ET

PROPRIÉTÉS MÉDICALES

DE SES

EAUX MINÉRALES

PAR

M. JULES BRAVARD-DERIOLS

DOCTEUR-MÉDECIN DE LA FACULTÉ DE PARIS

PROPRIÉTAIRE DE LA SOURCE ET DE L'ÉTABLISSEMENT
DES EAUX MINÉRALES D'ARLANC

DEUXIÈME ÉDITION
revue, corrigée et notablement augmentée.

PARIS
IMPRIMERIE J. CLAYE ET Ce
RUE SAINT-BENOÎT, 7

1853

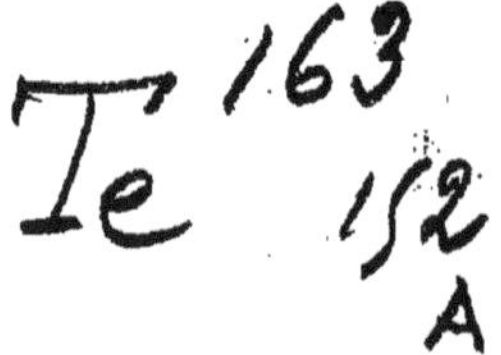

AVANT-PROPOS.

Aujourd'hui, la méthode expérimentale est la pierre de touche de toutes les théories, le critérium de toutes les découvertes, la consécration de toutes les vérités scientifiques. Toute idée, si elle n'est en mesure de se justifier par cette méthode, se voit immédiatement frappée de discrédit et bientôt rejetée; mais a-t-elle une fois obtenu cette irréfragable sanction, en dépit de tous les préjugés, de toutes les préventions, son triomphe est assuré; elle dompte les esprits les plus rebelles.

Les Eaux minérales ont résisté à cette épreuve décisive. Aussi en a-t-on aujourd'hui, mieux qu'à aucune autre époque, compris l'importance comme source à la fois de santé et de richesse publique.

Cette importance s'accroît même chaque jour, et elle a, dans ces dernières années, pris des proportions vraiment extraordinaires.

Toutefois, pour qu'on puisse proclamer avec certitude les propriétés d'une Eau minérale quelconque, il ne suffit pas de présenter une ou plusieurs analyses approximatives, fussent-elles l'œuvre de pharmaciens ou de chimistes même distingués, ni de signaler quelques faits, dus peut-être à des circonstances accidentelles; il ne faut rien moins qu'une analyse quantitative faite avec une précision rigoureuse, et par un homme à qui ses travaux ont acquis un nom dans cette spécialité.

Or, pour les Eaux minérales d'Arlanc, cette condition se trouve complétement remplie, cette garantie indispensable, complétemeut réalisée. Elles ont été analysées par un célèbre chimiste, chef des travaux chimiques de la Faculté de Médecine de Paris, M. Barruel, à qui la science doit tant et dont elle déplore la perte.

Fort des résultats de cette savante et minutieuse analyse, qui a démontré les qualités précieuses par lesquelles ces Eaux se recommandent à l'attention des médecins et des malades, j'ai cru devoir, en 1837, les prendre pour sujet d'une thèse soutenue par moi, le 21 août de cette même année, devant la Faculté de Médecine de Paris. Depuis lors j'ai dirigé l'Établissement des Eaux minérales d'Arlanc ; et, chaque année, j'ai eu l'occasion d'en constater les salutaires effets. Convaincu de plus en plus qu'elles peuvent rendre de grands services dans le traitement d'un nombre considérable de maladies, témoin journalier de leur action bienfaisante, il m'a paru que c'était pour moi un devoir d'en faire connaître les propriétés remarquables, de signaler à l'expérience et aux lumières de mes confrères les observations que ma position de propriétaire et de médecin de ces Eaux m'a permis de recueillir.

STATISTIQUE D'ARLANC

ET

PROPRIÉTÉS MÉDICALES

DE SES

EAUX MINÉRALES

CHAPITRE PREMIER.

APERÇU GÉNÉRAL DE LA CONTRÉE.

L'Auvergne est une des provinces de France les plus riches en minéralogie. Telle est l'opinion de plusieurs savants, et particulièrement de M. Monnet dans la relation de ses voyages minéralogiques en Auvergne. « Il n'y a peut-être pas, dit-il, de pays au monde dont le règne minéral offre plus de variétés et de plus grands sujets d'observation que celui de cette province. » Des historiens disent que ce pays était autrefois célèbre par ses mines d'or et d'argent. Aujourd'hui on y trouve seulement des mines de plomb, dont quelques-unes sont assez riches en argent, des mines d'antimoine, des mines de charbon de terre, etc.

Une grande partie de l'Auvergne fut autrefois brûlée par des feux volcaniques. Le foyer que cette terre recélait dans ses entrailles fut immense, et son embrasement, de longue durée, si l'on en juge par les témoignages prodigieux et multipliés qui en restent. Il est peu de pays qui fournissent autant que l'Auvergne de sources d'Eaux minérales. Il semble que toutes ces fontaines suivent la chaîne des montagnes volcaniques. M. Monnet, dans son *Voyage*, dit avec raison que toutes les fontaines minérales de cette province se ressemblent à beaucoup d'égards; qu'elles sont presque toutes gazeuses et ferrugineuses. Il ajoute que l'Auvergne est à cet égard la plus riche province, non-seulement du royaume, mais vraisemblablement de l'Europe entière.

C'est dans cette province, à l'extrémité de la partie sud du département du Puy-de-Dôme, à douze lieues de Clermont et à deux d'Ambert, tout près de la petite ville d'Arlanc, que se trouve la source d'Eau minérale qui va nous occuper.

Agréablement située sur une colline que baignent, à l'est et à l'ouest, deux petites rivières (Dore et Dolore) qui, plus bas, se réunissent, la ville d'Arlanc domine une assez vaste plaine, très-fertile, qu'enferment, comme dans un cercle, des montagnes toutes couronnées de bois de pins; et comme cet arbre ne se dépouille jamais de ses verts rameaux, elle offre de tous côtés la perspective d'une majestueuse et perpétuelle verdure.

Le bassin formé par la Dore, depuis et au-dessus

d'Arlanc jusqu'aux environs de la Tour-Goyon, située au-dessus d'Ambert, comprend une étendue d'environ quatre à cinq lieues, et compose ce qu'on appelle le Livradois.

La position remarquable et pittoresque de cette contrée n'a pas peu contribué à propager et à faire adopter une très-ancienne tradition, suivant laquelle tout le pays n'était autrefois qu'un vaste lac, alimenté par la rivière de Dore; un énorme rocher, situé près de la Tour-Goyon, servait de digue à ces Eaux. Ce rocher fut coupé, les Eaux s'écoulèrent, et il ne resta au fond que le courant de la Dore; c'est, dit-on, à raison de cette transformation, que le pays, délivré des eaux qui le couvraient, reçut le nom qu'il porte encore, de Livradois (*liberatus aquis*).

Cette tradition, contestée par M. l'abbé Grivel dans son ouvrage sur le Livradois, me paraît cependant confirmée par l'étymologie du mot *Livradois*, par la configuration des lieux et les particularités qui s'y rapportent.

Toutes les côtes environnantes étaient surmontées de châteaux, dont il ne reste que des tours tronquées, des murs délabrés. A ces murs, à ces tours se voient encore, à un mètre environ d'élévation du sol, d'énormes anneaux de fer, qui, suivant la même tradition, antérieure au XIIe siècle, servaient à retenir et à fixer les barques qu'employaient les seigneurs de ces châteaux pour se visiter et traverser cette vaste plaine d'eau.

Arlanc lui-même a eu aussi son château, situé à la partie la plus élevée de la ville. Il n'en reste plus que quelques tours mutilées. Ses larges fossés, ses cours spacieuses sont aujourd'hui transformés en jardins et plantés d'arbres fruitiers. Il y existe encore un puits d'une dimension, d'une profondeur et d'une construction vraiment remarquables. La position du château était l'une des plus heureuses que l'on pût rencontrer : elle dominait la belle plaine d'Arlanc, que nous pourrions, à cause de son extrême fertilité, appeler notre *petite Limagne*, et permettait à l'œil d'embrasser un horizon très-étendu. Ce délicieux paysage offre le contraste de la nature toujours jeune et toujours belle, avec la précoce vétusté et la courte existence des monuments qu'élève la main de l'homme.

Si l'on porte ses regards sur les alentours d'Arlanc, un spectacle d'un genre tout autre, mais non moins attrayant, appelle et captive l'attention. Les coteaux ou les montagnes inférieures qui bordent les hautes montagnes et semblent leur servir de soubassement, ont leur beauté particulière ; les sites singulièrement accidentés y sont multipliés ; une nature agréable, variée, s'offre aux yeux réjouis du convalescent ; de toutes parts, d'ailleurs, il est environné de cet air pur et vivifiant qui a tant d'influence sur la santé. Le naturaliste y trouvera une infinité d'objets curieux ; le paysagiste, des lointains magnifiques, des aspects délicieux, et surtout ce qu'on appelle de *belles hor-*

reurs. Aucun botaniste n'a encore exploré notre riche plaine, nos montagnes sauvages, et cependant des trésors attendent celui qui se livrera à cette étude. Par un heureux effet de la diversité des expositions, la nature des végétaux y varie beaucoup ; on peut, dans un étroit espace, trouver réunies les plantes des contrées marécageuses, celles des montagnes, et celles dont sont bordées les lisières des forêts.

Des marchés très-fréquentés appellent, tous les lundis, à Arlanc (que traverse une route nationale) une grande affluence d'habitants des villes et communes environnantes et des départements circonvoisins. Beaucoup d'affabilité, la plus grande simplicité de mœurs, des habitudes paisibles, l'amour du travail, caractérisent son heureuse population [1].

En jetant les yeux sur les habitants d'Arlanc, on a une juste idée de la salubrité de l'air. La population y est, en effet, douée d'une constitution forte et vigoureuse, que développent encore des exercices violents. Nous comptons un nombre extraordinaire de vieillards sans aucune espèce d'infirmités. Les seules maladies qu'on observe sont des phlegmasies, des hémorrhagies actives, des congestions sanguines.

---

1. Un grand nombre de femmes y sont occupées à la fabrication de la dentelle; toutes les dentelles connues à Paris sous le nom de *dentelles du Puy*, viennent de notre pays.

CHAPITRE II.

SITUATION DE L'ÉTABLISSEMENT.

Avant de faire connaître l'analyse des Eaux minérales d'Arlanc, et d'entrer dans le détail de leurs propriétés thérapeutiques, il n'est pas, je pense, inutile de dire quelques mots de l'Établissement.

Située à dix minutes de distance de la ville, la source, qui autrefois était en plein champ, se trouve aujourd'hui renfermée dans un vaste clos. Un très-grand bâtiment, placé sur la route nationale de Paris à Marseille, est destiné à loger les buveurs; un chemin uni, bordé d'acacias, conduit, par une pente peu rapide, au pied de la source.

Les Eaux minérales, contenues autrefois dans un réservoir découvert, étaient exposées à l'air libre; aujourd'hui la fontaine est construite en pierres de taille, et les Eaux sont préservées de toute atteinte extérieure. L'eau coule par des robinets placés à différentes hauteurs; aussi se renouvelle-t-elle sans cesse et jouit-elle d'une limpidité et d'une force extraordinaires. Une petite promenade circulaire offre aux buveurs la plus grande commodité.

Un établissement de bains d'Eau de rivière et d'eau minérale, attenant à la fontaine, permet de combiner à volonté des bains et des fumigations de toute espèce, et de vaincre avec plus de facilité les dartres, les gales, les affections vénériennes invétérées, et grand nombre de maladies qui souvent résistent aux Eaux minérales administrées seulement sous forme de boissons.

Les bains d'Eau minérale commencent à prendre un très-grand développement. On peut, à volonté, leur donner le degré de force qui convient à l'âge, au tempérament, au genre d'affection du malade. Les cures opérées jusqu'à ce jour, chez tous ceux qui en ont fait usage, sont un sûr garant que leurs effets thérapeutiques se manifesteront de plus en plus.

Des promenades embellies par de larges allées d'arbres d'espèces variées, une salle de danse ombragée par des platanes, et divers jeux, offrent aux buveurs un exercice non moins agréable que salutaire. Pour les jours où le temps n'est pas beau, il y a une seconde salle de danse recouverte.

Les personnes qui désireraient jouir entièrement des charmes et de la tranquillité d'un séjour champêtre, trouveront à l'Établissement des appartements commodes et agréables. Il s'y joindra pour elles l'avantage de pouvoir, à toutes les heures de la journée, boire quelques verres d'Eau minérale, et d'avoir, matin et soir, le Médecin à leur disposition : rien, en un mot, ne manquera à leurs besoins.

A un kilomètre de l'Établissement, est le bourg de la ville d'Arlanc, où se trouve l'église paroissiale. Les habitants du bourg ont, depuis quelques années, construit plusieurs maisons destinées au logement des buveurs. Quatre Établissements de bains de rivière et de vapeur, fort bien tenus, y sont en pleine activité [1]. Du bourg à la source, la route nationale, ombragée par des acacias, offre une promenade délicieuse.

Chaque année, du 10 au 15 mai, l'Établissement est mis à la disposition des malades. Tout ce qui concerne la salubrité et la propreté peut défier les investigations de la critique la plus sévère.

---

1. On a, dans ces dernières années, prétendu que les bains d'eau de rivière de l'Établissement ne valaient pas ceux du bourg, par la raison que ceux-ci sont plus rapprochés de la rivière; mais le bon sens des buveurs a déjà fait justice de ces insinuations intéressées. Autrefois la rivière avait son lit dans l'endroit même où se trouve la fontaine, et les terres qui l'en séparent aujourd'hui ne sont que des terres d'alluvion. Elle alimente le récipient de l'eau des bains, qui, d'ailleurs, est cimenté jusqu'à une profondeur telle qu'aucune autre eau ne peut s'y mêler avec celle de la rivière. Il y a plus : dans les grandes sécheresses, les bains du bourg ne valent pas ceux de l'Établissement, dont l'eau est toujours filtrée par la couche de sable qu'elle traverse; ils leur sont même très-inférieurs, à raison de la mauvaise qualité de leur eau, altérée par une cause assez connue.

CHAPITRE III.

PROPRIÉTÉS PHYSIQUES ET CHIMIQUES DES EAUX MINÉRALES D'ARLANC.

Propriétés physiques. — Froide, parfaitement limpide, très-abondante, inodore, incolore, l'eau de la source d'Arlanc bouillonne constamment; elle est d'une saveur très-acidule, faiblement astringente sur les lieux. Nous verrons plus bas qu'après avoir subi un transport, elle a seulement un goût acidule très-prononcé et très-agréable; exposée à l'air, elle se couvre d'une pellicule légèrement irisée, et forme un dépôt de matière jaunâtre produite par l'oxyde de fer.

Propriétés chimiques. — Comme nous l'avons dit dans l'*avant-propos*, l'analyse des Eaux d'Arlanc a été faite par le savant BARRUEL, chef des travaux chimiques de la Faculté de Médecine de Paris.

En voici le résultat :

Acide carbonique	1°,7870m
Carbonate de fer	0 1550
— de chaux	0 1460
— de magnésie	0 1250
— de soude	0 2720
Chlorure de sodium	0 0440
Silice	0 2500
Matières organiques quelques traces.	
	2 7790

CHAPITRE IV.

APPRÉCIATION DE L'ACTION MÉDICALE DES EAUX MINÉRALES D'ARLANC.

On a vanté sans mesure, on a dénigré sans justice les Eaux minérales, prétendant tantôt qu'elles étaient applicables à toutes les maladies, tantôt qu'il n'en fallait attribuer les effets qu'à l'influence du voyage ou de la distraction. Très-souvent, sans doute, ces circonstances accessoires doivent être comptées pour quelque chose. Nous le reconnaissons, l'action médicamenteuse des Eaux est secondée par le changement d'air, de régime, d'habitudes; par la régularité dans les heures du lever, du coucher, des repas; par les réunions, les fêtes, les bals et autres moyens de distraction; enfin, par l'espoir d'une guérison prochaine. Toutefois, l'influence directe des Eaux n'en est pas moins certaine; leurs effets thérapeutiques n'en sont pas moins irrécusables; chaque jour est témoin des cures merveilleuses obtenues par leur emploi. Les Eaux minérales sont d'autant plus précieuses, qu'elles agissent contre toutes les affections chroniques, c'est-à-dire celles contre lesquelles le médecin est le moins puissant.

Les Eaux d'Arlanc ont une antique renommée, et cette célébrité, elles la justifient tous les jours davantage. A l'appui de cette assertion, je pourrais citer ici bon nombre d'observations intéressantes;

mais, pour ne pas dépasser les limites que m'impose la nature de ce travail, je ne mentionnerai que les trois cas dont j'ai déjà parlé dans ma première édition. Au chapitre VIII, d'ailleurs, en faisant l'énumération des maladies contre lesquelles on peut, avec le plus de succès, employer les Eaux d'Arlanc, j'aurai soin de signaler celles où l'emploi de ces Eaux a le mieux répondu à mon attente. Je m'en réfère, au surplus, au témoignage des personnes, en si grand nombre, auxquelles, d'après leur propre déclaration, l'usage des Eaux de cette source a valu un complet retour à la santé.

M. Lavernière, receveur de l'enregistrement à Arlanc, tourmenté depuis assez longtemps par de fréquentes coliques néphrétiques, qui le faisaient cruellement souffrir, se mit à boire de ces Eaux; au bout de quelques jours eut lieu une expulsion de plusieurs petits calculs. Une fois débarrassé de ces pierres, M. Lavernière ne ressentit plus aucune douleur. Depuis ce temps sa santé est excellente; mais reconnaissant envers la fontaine qui fut sa bienfaitrice, il en emploie presque continuellement l'Eau comme boisson ordinaire.

M. De Rostaing, ancien curé d'Ambert, publiait partout qu'il ne devait la vie qu'à ces Eaux. S'il allait dîner chez un de ses amis, il ne manquait jamais d'en emporter avec lui une ou deux bouteilles. Il était atteint d'un catarrhe vésical chronique; ses urines étaient rares, elles sortaient parfois goutte à goutte avec une sensation de chaleur très-vive au méat urinaire. Les Eaux d'Arlanc lui furent conseillées; il en fit usage à la dose d'une bouteille à une bouteille et demie par jour, et bientôt tous ces symptômes disparurent. Les urines sortirent par jets; il n'éprouva plus ni sensation de chaleur, ni agitation; et, à simple titre de précaution, il continua d'en faire usage.

Il a tenu à bien peu que, comme celles de Vichy, qui furent visitées par les princesses filles de Louis XV, les Eaux d'Arlanc ne devinssent célèbres en obtenant, antérieurement à cette époque, le séjour d'une femme dont la faveur était grande à la cour de ce monarque.

Cette dame [1], dont la naissance ne répondait ni à ses titres ni à sa fortune, avait été liée dans sa jeunesse avec une certaine Mme Gauthier, marchande, qui faisait un commerce de blondes avec M.... d'Arlanc. Ce M...., qui allait quelquefois à Paris, voyait la dame Gauthier pour leurs affaires réciproques. Celle-ci était assez communicative; d'ailleurs elle était souffrante, et l'être souffrant trouve un certain soulagement à se plaindre. Elle se plaignit donc à M.... de ses maux, dont elle ne dissimula pas la cause. Il lui dit alors qu'il y avait dans son pays des Eaux minérales réputées très-salutaires pour cette indisposition, lui offrant, si elle en voulait essayer, de la recevoir chez lui. L'offre acceptée, les Eaux furent

---

1. Mme de Pompadour.

prises avec succès. La dame Gauthier, pendant son séjour à Arlanc, avait fait des achats de blondes; à son retour, elle s'empressa d'aller à Versailles en offrir quelques pièces de choix à Mme de Pompadour, qui, malgré son élévation, avait conservé des rapports assez intimes avec la marchande. Surprise de trouver Mme Gauthier dans un état de santé si florissant, la marquise lui en demanda la cause avec d'autant plus d'intérêt qu'elle languissait elle-même de l'indisposition dont son ancienne amie venait d'être si heureusement et si subitement guérie. En apprenant que cet heureux résultat était dû aux Eaux d'Arlanc, elle éprouva le désir assez naturel d'en faire aussi usage. Mais si Mme de Pompadour était dans un rang plus brillant que celui de Mme Gauthier, elle n'était pas aussi libre de ses actions. Retenue par des intrigues de cour et par la volonté du Roi, qui objecta les difficultés du voyage à travers les montagnes d'Auvergne, regardées alors comme inaccessibles, elle dut renoncer à un déplacement qui rencontrait trop d'obstacles; il fut convenu qu'on ferait venir les Eaux d'Arlanc à Fontainebleau, où on les prendrait pour se rapprocher un peu de la source bienfaisante, et qu'on s'occuperait incessamment d'une route qui en rendrait l'abord plus facile. — Ainsi fut arrêté, dit-on, le projet de la route qui passe maintenant à côté de ces mêmes Eaux [1].

---

1. Tiré des *Chroniques de la cour de Louis XV*.

CHAPITRE V.

PRÉCAUTIONS QUI DOIVENT PRÉCÉDER ET ACCOMPAGNER L'USAGE DES EAUX.

Il ne suffit pas d'indiquer un remède, il faut que les circonstances en favorisent l'action et en secondent les bons effets. On ne doit se déterminer à prendre les Eaux que d'après les conseils de son Médecin ou du Médecin de l'Établissement. Cette nécessité a été tellement sentie, que le Gouvernement désigne pour chaque Établissement un Médecin qui doit faire des propriétés des Eaux une étude spéciale, et par là se mettre en état de bien diriger la conduite qu'ont à tenir les malades. Personne, en effet, mieux que ce Médecin spécial ne connaît comment les Eaux agissent et de quelles modifications leur emploi est susceptible. C'est lui qui doit prescrire à chacun le régime à observer, les précautions à prendre; indiquer l'heure de la matinée où il convient le mieux de se rendre à la source, le nombre de verres qu'il faut boire, l'intervalle à mettre entre chaque dose, combien de jours durera la saison, et de quelle manière on la terminera; c'est à lui qu'il appartient de décider si les Eaux seront administrées pures ou coupées, tièdes ou froides, si l'on y joindra ou non des bains, et de quelle espèce, à quel degré de chaleur il conviendra de les prendre, et combien de temps on y restera. Ceux qui regarderaient cette science comme chose facile se tromperaient gravement; car il ne s'agit pas de quelques règles générales qui peuvent s'appliquer à tout le monde, il s'agit de déterminer ce qui convient le mieux à chaque personne, à chaque âge, à chaque tempérament. Ce travail demande une connaissance parfaite de l'état du malade et une étude particulière des propriétés des Eaux. Or, nous le répétons, nul Médecin ne peut, à cet égard, avoir des données aussi variées, aussi positives, ni autant d'expérience que le Médecin des Eaux, témoin assidu et appréciateur éclairé des effets qu'elles produisent.

On voit souvent les malades quitter les lieux où ils étaient venus chercher leur guérison parce qu'ils n'ont pas, dès les premiers jours, reconnu des effets salutaires. Mais peut-on croire que quelques jours suffisent pour guérir des affections qui souvent datent de plusieurs mois, ou même de plusieurs années? L'on ne doit s'attendre à des résultats satisfaisants qu'autant qu'on aura consacré à ce régime un temps convenable.

Dans l'intention de hâter leur guérison, ou dans l'espoir de regagner plus promptement leurs foyers, beaucoup de malades boivent de fortes doses dès les premiers jours de leur arrivée; un grand nombre, profitant de ce que, par suite de la concurrence, le prix des bains est réduit, linge compris, à quinze centimes, en prennent jusqu'à deux et même trois par jour. Une conduite si inconsidérée peut amener des accidents de plus d'un genre.

C'est aussi, parmi les buveurs, un préjugé général qu'il est nécessaire de se purger avant de partir : « Ils ont, disent-ils, mis de la rouille dans leur corps, il faut la faire sortir. » C'est là encore un abus qu'on doit s'efforcer de détruire. Avec le temps et l'aide de mes confrères, j'espère y parvenir.

Les Eaux d'Arlanc ne conviennent pas à toutes les maladies, à tous les tempéraments : elles sont contraires aux constitutions éminemment nerveuses et irritables ; elles ne sont pas bonnes dans les maladies aiguës, surtout dans celles qui dépendent d'une phlegmasie ; on doit encore les défendre lorsqu'il existe un travail de dégénérescence tuberculeuse ou cancéreuse, dans les anévrismes du cœur, dans les congestions sanguines du poumon et du cerveau.

CHAPITRE VI.

COMPOSITION COMPARATIVE DES EAUX D'ARLANC.

L'analyse quantitative des Eaux d'Arlanc nous a prouvé que les réactifs n'y décelaient qu'une quantité de fer très-faible et pour ainsi dire inappréciable ; on a, au contraire, trouvé au fond des bouteilles un dépôt considérable de peroxyde de fer : ce qui donne à ces Eaux la double propriété d'être très-ferrugineuses sur les lieux, et seulement gazeuses loin de la source.

L'analyse qui en a été faite avec une si scrupuleuse attention par M. Barruel, nous permet de les comparer avec les autres Eaux les plus renommées, qui ont avec elles une très-grande analogie.

COMPARAISON DES EAUX D'ARLANC AVEC LES EAUX MINÉRALES LES PLUS EMPLOYÉES.

EAU DE SELTZ, 1 KIL. Analyse par M. Bergmann.		EAU D'ARLANC. Analyse par M. Barruel.
Acide carbonique libre..	0°,50 à 60ᵐ	1°,7870ᵐ
Carbonate de chaux.....	0 4013	0 1460
— de magnésie.	0 6970	0 1250
— de soude....	0 5665	0 2720
Chlorure de sodium.....	2 5850	0 0440
Carbonate de fer.......	0 0000	0 1550
Silice.................	0 0000	0 2500
Total......	4 2498	2 7790

En établissant le rapport des Eaux d'Arlanc avec les Eaux de Seltz, si renommées pour leur qualité gazeuse, nous trouvons en faveur des premières un avantage marqué : 1° elles contiennent plus d'acide carbonique; 2° elles contiennent moins de carbonate de chaux, substance qui est loin d'être avantageuse dans les Eaux minérales. Quant au carbonate de fer, nous avons dit que le fer était précipité par le transport; de sorte qu'on a l'avantage de trouver cette substance dans l'eau prise à la source, et celui de ne plus l'y trouver quand elle est prise comme boisson ordinaire.

La petite quantité de chlorure de sodium que contient l'Eau d'Arlanc, comparativement à celle de Seltz, la rend plus agréable pour l'usage journalier dans les repas.

EAU DE CONTREXEVILLE, 1 KIL. Analyse par M. Nicolas.		EAU D'ARLANC. Analyse par M. Barruel.
Acide carbonique. (Quantité indéterminée)		1°,7870m
Carbonate de chaux....*id.*		0 1460
Sulfate de chaux..........	0°,2713m	0 0000
— de magnésie.....	0 0271	0 0000
Chlorure de sodium......	0 0814	0 0440
Carbonate de soude......	0 0000	0 2720
— de fer........	0 0271	0 1550
— de magnésie...	0 0000	0 1250
Silice..................	0 0000	0 2500
Total.....	0 4069	2 7790

L'Eau d'Arlanc a sur celle de Contrexeville une supériorité si manifeste que je n'ai pas besoin, je pense, de m'attacher à la faire ressortir. Je dirai seulement que les substances qui dans l'Eau de Contrexeville se trouvent à l'état de sulfate sont dans celle d'Arlanc à l'état de carbonate. L'Eau de Contrexeville a pour principal effet d'éclaircir les urines, de les rendre abondantes. On la cite comme l'une des plus efficaces pour prévenir ou combattre la gravelle. Mais, sous ce rapport encore, l'Eau d'Arlanc est préférable; car elle n'est pas moins diurétique, et a, de plus, une propriété dissolvante, en même temps qu'une vertu tonique dont est complétement dépourvue l'Eau de Contrexeville.

	EAU DE SPA, 1 KIL. Analyse par M. Bergmann.	EAU D'ARLANC. Analyse par M. Barruel.
Acide carbonique........	0°,450m	1°,787m
Carbonate de fer..........	0 077	0 155
— de chaux.......	0 201	0 146
— de magnésie. .	0 480	0 125
— de soude......	0 201	0 272
Chlorure de sodium......	0 027	0 044
Silice....................	0 000	0 250
Total......	1 436	2 779

Les Eaux d'Arlanc sont supérieures encore aux Eaux de Spa : en effet, 1° elles sont quatre fois plus riches en acide carbonique; 2° elles contiennent moins de carbonate de chaux et de magnésie, substances que les Eaux de Spa renferment en grande quantité, et qui ne sont nullement avantageuses.

EAU DU MONT D'OR (SOURCE BAIN-CÉSAR.) Analyse par M. Berthier.		EAU D'ARLANC. Analyse par M. Barruel.
Acide carbonique........	0°,8500m	1p,7870m
Carbonate de soude......	0 9330	0 2720
Chlorure de sodium......	0 3804	0 0440
Sulfate de soude........	0 0655	0 0000
Carbonate de chaux......	0 1600	0 1460
— de magnésie...	0 0600	0 1250
Silice..................	0 2100	0 2500
Oxyde de fer............	0 0100	0 0000
Carbonate de fer........	0 0000	0 1550
Total......	2 3689	2 7790

Dans les Eaux du Mont-d'Or nous retrouvons la silice comme dans les Eaux d'Arlanc; mais celles-ci demeurent supérieures relativement à l'acide carbonique. Quant aux autres substances, les Eaux d'Arlanc et les Eaux du Mont-d'Or en contiennent une quantité à peu près égale.

On n'attend pas de moi sans doute que j'établisse ici le rapport des Eaux d'Arlanc avec toutes celles qui contiennent les mêmes principes dans des proportions peu différentes. Je me contenterai d'observer qu'il n'est aucune source aussi riche en acide carbonique que celle d'Arlanc.

Quant aux Eaux de Vichy et de Saint-Nectaire, avec

lesquelles elles ont la plus grande analogie, ce sont, de part et d'autre, les mêmes principes, quoique dans des proportions un peu différentes. Les Eaux d'Arlanc contiennent plus de fer, et surtout plus de gaz acide carbonique, et moins de carbonate de chaux que celles de Saint-Nectaire, qui renferment une plus grande quantité de bicarbonate de soude et de carbonate de magnésie. Celles de Vichy contiennent aussi plus de sous-carbonate de soude, plus de chlorure de sodium, que les Eaux d'Arlanc, qui, à leur avantage, offrent une plus grande quantité de fer, de magnésie, et surtout d'acide carbonique, et une quantité moindre de carbonate de chaux.

Celles d'Arlanc conviennent dans un bien plus grand nombre de maladies. En boisson ordinaire, lorsqu'elles ne contiennent plus de fer, elles sont rafraîchissantes, calmantes, et constituent, par conséquent, un élément essentiel du traitement de la plupart des irritations, surtout des irritations gastriques. Celles de Vichy sont un médicament stimulant d'une grande violence, que sa nature exclut du traitement des phlegmasies, particulièrement des phlegmasies aiguës, où quelquefois il pourrait être très-dangereux. On peut abuser des Eaux d'Arlanc, sans avoir à craindre les inconvénients que produiraient, en pareil cas, les eaux de Vichy.

CHAPITRE VII.

MODE D'ACTION : EFFETS PRIMITIFS ET SECONDAIRES DES EAUX D'ARLANC.

1° *Digestion.* — Ces Eaux donnent de l'énergie et de la force au système digestif; elles font cesser les douleurs sourdes, les pesanteurs épigastriques, en un mot, cet état de gêne et de malaise qui se prolonge plusieurs heures après avoir mangé. Quand on en a bu, on éprouve dans la région épigastrique un sentiment de force et de bien-être qui semble se répandre ensuite dans tout le corps; l'appétit s'accroît, et la digestion s'achève plus facilement.

2° *Circulation.* — Ces eaux rendent les contractions du cœur plus vigoureuses et plus énergiques. Le pouls devient plus fort, sans cependant augmenter sensiblement de fréquence. De là la cessation de ces hémorrhagies asthéniques dont il est le siége.

3° *Absorption.* — L'action du système lymphatique s'exerce avec plus d'activité. La force tonique des vaisseaux absorbants augmente, leur contractilité se ranime et décide la résolution de ces engorgements chroniques qui ne doivent leur origine qu'à la faiblesse et au relâchement de cet appareil.

4° *Sécrétion.* — Les Eaux d'Arlanc activent le travail sécrétoire des glandes; la sécrétion de la salive est augmentée. Les urines coulent avec profusion et sont même modifiées.

5° *Nutrition.* — Ces Eaux, qui paraissent pénétrer tous les tissus et porter jusqu'aux limites de l'organisation leur influence salutaire, donnent de la vigueur à toutes les parties de l'économie. Le sang prend une couleur plus foncée; les chairs deviennent plus fermes; la pâleur disparaît.

6° *Sensations et Locomotion.* — Une ivresse légère, causée par le gaz acide carbonique, intervertit parfois momentanément les fonctions intellectuelles et sensoriales des individus qui boivent ces Eaux. Elles donnent aux idées une teinte riante, leur communiquent une gaieté douce et franche. Le corps est plus dispos, plus agile.

En réfléchissant aux effets des Eaux d'Arlanc, nous restons convaincu que leur action est essentiellement fortifiante. Favorisées par elles, les digestions sont faciles; le chyle est pourvu de bonnes qualités; l'activité vitale remplace partout la langueur; la fermeté succède à la laxité, l'appétit au dégoût; de pâle, de jaunâtre, le teint devient coloré : toute l'économie semble métamorphosée.

Cette sorte de régénération s'opère d'une manière lente, graduée, insensible; la vertu corroborante de ces Eaux est douce, insinuative, et ne donne point lieu à ces phénomènes d'exaltation vitale, aux mouvements fébriles que suscitent les Eaux thermales. L'Eau d'Arlanc, après le transport ou un séjour, même assez court, dans les bouteilles, ne contenant plus de fer, est un stimulant, un tonique plus léger que les eaux ferro-gazeuses. Elle irrite moins facilement les tissus avec lesquels on la met en contact, et elle joint à son action tonique une vertu rafraîchissante et délayante.

On l'emploie avec beaucoup d'avantage dans tous les cas où les boissons froides, acidulées, rafraîchissantes, sont indiquées, comme dans le début de presque toutes les fièvres, mais surtout de celles dites bilieuses et muqueuses. Elle étanche merveilleusement la soif; elle a l'avantage de s'opposer aux vomissements, qui sont si incommodes pendant le cours de ces maladies. Mais s'il existait des signes d'une vive irritation de l'estomac, il faudrait s'en abstenir.

Cette eau est principalement utile dans l'affection, le plus souvent symptomatique, désignée sous le nom de vomissements nerveux. La potion anti-émétique, dite *de Rivière*, renferme les mêmes principes et agit de la même manière.

CHAPITRE VIII.

MALADIES DANS LESQUELLES ON PEUT AVEC LE PLUS GRAND SUCCÈS EMPLOYER LES EAUX D'ARLANC.

1° *Fièvres*. — C'est principalement dans les fièvres intermittentes anciennes, qui sont accompagnées d'engorgements chroniques du foie, de la rate, d'une teinte ictérique générale et d'un état de détérioration de tout le système, que l'on doit avoir recours aux Eaux d'Arlanc. Je joins souvent à leur usage quelques pilules toniques pour les personnes qui n'ont que peu de jours à rester. Je n'ai pas encore vu un seul cas résister à l'action de ces Eaux.

2° *Catarrhes chroniques*. — Les phlegmasies des membranes muqueuses ont une tendance particulière à passer à l'état chronique. Le tissu de ces membranes devient le siége d'une excrétion morbide. C'est dans ces écoulements passifs et invétérés, que les Eaux répondent à l'attente du médecin et aux vœux des malades. C'est ainsi que guérissent des diarrhées et des dyssenteries, des catarrhes chroniques de la vessie, des blennorrhées et des leucorrhées entretenues par une atonie générale. J'ai recueilli quelques observations intéressantes de maladies de poitrine parfaitement guéries par l'usage des Eaux d'Arlanc. Les personnes sur qui j'ai pris ces observations étaient, depuis plusieurs mois, affectées de toux opiniâtres qui les fatiguaient beaucoup, et l'une d'elles se croyait même phthisique. Après un examen scrupuleux de la poitrine, je les engageai à faire usage, avec les précautions convenables, des Eaux d'Arlanc; car c'est surtout dans ces sortes de maladies qu'il faut, de la part du médecin, de l'attention et de la prudence; et j'eus la satisfaction de voir mes espérances se réaliser. Après quinze jours passés aux Eaux, ces personnes regagnèrent leurs foyers, très-bien portantes.

Toutefois, je dois le dire, il m'arrive, chaque année, un certain nombre de personnes qui, au lieu de la santé qu'elles venaient chercher, s'en retournent plus malades qu'elles ne l'étaient à leur arrivée; et cela, parce qu'ayant négligé de consulter soit leur médecin ordinaire, soit le médecin des Eaux, elles n'ont pas suivi un traitement convenable et n'ont pas pris les précautions que leur état exigeait. Je ferai tous mes efforts pour que ces cas regrettables deviennent de plus en plus rares.

3° *Hémorrhagies passives.* — Ces flux passifs procèdent d'une débilité, d'une atonie locale ou universelle. Le système capillaire, privé de sa tonicité, n'offre plus de résistance au sang qui y afflue; de là, les hématuries, les ménorrhagies, les flux hémorroïdaux. On en détruit la cause en donnant du ton et de l'énergie au système exhalant. Les Eaux d'Arlanc remplissent, on ne peut mieux, cette indication.

4° *Aménorrhée atonique.* — Le défaut de sensibilité

du système utérin, l'inertie des organes qui en est la suite, préparent les voies à cette espèce d'aménorrhée qui amène des lésions variées du système nerveux, épilepsie, hystérie, et plus encore des désordres de la digestion. La nutrition se dérange, et le malade tombe dans la chlorose, état de langueur caractérisé par la pâleur, la bouffissure. Les Eaux d'Arlanc conviennent particulièrement dans cette maladie opiniâtre et qui devient si commune. J'ai pu maintes fois en constater l'efficacité.

5° *Hypocondrie et Mélancolie.* — Les passions tristes et concentrées, l'abus des plaisirs, les excès de travail, la suppression du flux hémorrhoïdal ou des menstrues, rendent beaucoup de personnes hypocondriaques et mélancoliques; il faut remonter les forces du malade et le distraire par les agréments de la société, par des exercices variés, par le séjour à la campagne, etc. Est-il un meilleur moyen d'y parvenir qu'un voyage à ces Eaux, dont l'usage secondera d'une manière si avantageuse les bons effets du voyage?

6° *Névroses de la digestion.* — La gastrodinie, la pyrosis, le vomissement, la dyspepsie, ont le plus souvent pour cause une débilité de l'estomac qui réclame l'emploi des toniques : les Eaux d'Arlanc, en ranimant l'énergie de cet organe, font disparaître des céphalées opiniâtres, des flatulences incommodes qui fatiguent tant les malades; jamais, en pareil cas, quand on y a eu recours, on n'a été trompé dans son attente.

7° *Anaphrodisie.* — Les excès de l'onanisme, en usant les ressorts des organes génitaux, leur enlèvent toute espèce d'énergie, de vigueur; l'individu se voit souvent condamné à l'impuissance. Le traitement tonique est alors particulièrement indiqué; l'emploi des Eaux martiales a souvent réussi. Celui des Eaux et des bains d'Eaux minérales d'Arlanc a rendu à plusieurs personnes, qui m'en ont fait la confidence, leur vigueur première.

8° *Stérilité.* — Le tempérament lymphatique, un embonpoint excessif, une inertie générale, un état d'atonie du système utérin, une leucorrhée constitutionnelle, privent souvent la femme du bonheur d'être mère. Toutes ces causes peuvent être heureusement combattues par les Eaux et les bains d'Eaux minérales d'Arlanc : de nombreux exemples l'attestent.

9° *Scorbut.* — L'asthénie du système musculaire, les hémorrhagies passives, la langueur, l'abattement dans lesquels sont plongés les individus atteints de scorbut, annoncent la nécessité de combattre par les stimulants et les toniques une adynamie funeste. Il est avantageux de combiner l'usage des Eaux martiales acidulées avec les antiscorbutiques. Les Eaux d'Arlanc secondent avantageusement le traitement de cette maladie.

10° *Scrofules.* — Ces engorgements chroniques sont le résultat de l'atonie du système lymphatique et de l'inertie générale. Par l'emploi des Eaux d'Arlanc, en boisson et en bains, on obtient la résolution des ganglions engorgés ; les fonctions reprennent de l'énergie, la pâleur disparaît, et les malades sont rendus à la santé. Malheureusement cette maladie affecte principalement des individus auxquels leur position de fortune ne permet guère de rester loin de leurs foyers pendant le temps nécessaire pour obtenir une guérison complète. A l'emploi des Eaux je joins, pour plus de sûreté, les remèdes appropriés à la nature des symptômes locaux. J'ai déjà obtenu d'assez belles cures, surtout chez des jeunes filles atteintes en même temps d'aménorrhée.

11° *Hydropisie.* — La débilité du système absorbant et le relâchement des exhalants amènent des œdèmes, des leucophlegmasies, des ascites. Les Eaux d'Arlanc, ranimant la contractilité affaiblie, et activant l'action des reins, sont fort utiles dans ces maladies purement atoniques.

12° *Affections calculeuses.* — Les expériences faites dans ces derniers temps par MM. Chevallier, Darcet, Petit, ne permettent plus d'en douter : grâce à leur vertu diurétique, les Eaux martiales acidulées débarrassent des graviers. Indépendamment de l'observation rapportée au chapitre IV, j'en ai recueilli quelques autres où les Eaux d'Arlanc ont pour toujours guéri les malades.

13° *Choléra.* — En juillet 1849, cette terrible maladie sévit dans notre ville avec une intensité si grande que, dans l'espace de quelques jours, soixante à quatre-vingts personnes furent enlevées. Le premier, je fus appelé à la constater : elle se déclara d'abord dans un village situé à un demi-kilomètre de l'établissement, au nord, et huit jours plus tard dans Arlanc, à deux kilomètres, au midi, sans atteindre aucun des buveurs qui se trouvaient sur son passage, et dont le nombre n'était pas moindre de six à sept cents. Non-seulement toutes les personnes faisant des Eaux un usage journalier furent épargnées, mais l'épidémie ne se déclara même dans aucune des maisons qui logeaient des buveurs, bien qu'ils y fussent réunis en grand nombre.

14° *Maladies des articulations, rhumatismes, goutte*, etc. — Toutes ces maladies sont avantageusement combattues par les Eaux d'Arlanc prises en boissons, bains, douches, etc.

Encouragé par les expériences que, dans ces derniers temps, M. Petit a faites sur le traitement de la goutte par les Eaux minérales de Vichy (source des Célestins), Eaux qui offrent le plus d'analogie avec celles d'Arlanc, j'ai cru pouvoir conseiller ces dernières, soit pour les rhumatismes, soit pour la goutte. Dans la première de ces affections j'ai obtenu un assez grand nombre de cures parfaites. Moi-même, qui depuis quelques années souffrais extrêmement d'une affection rhumatismale, dont les articulations scapulo-humérale et cubito-radio-carpienne étaient le siége, j'en ai été complétement délivré par dix-huit bains d'Eau de la source, continués pendant ces deux dernières années.

Quant à la goutte, les bains d'Eau minérale d'Arlanc ont eu, notamment chez trois personnes, une telle efficacité que, je l'avoue, si je n'en avais été témoin, j'en douterais presque moi-même.

1° Le sieur Passemart, huissier à Saint-Bonnet-le-Chastel, Puy-de-Dôme, s'est fait conduire à la source, se soutenant à peine avec des béquilles. Ses souffrances étaient si vives qu'elles lui arrachaient des cris lamentables. Plusieurs articulations présentaient un gonflement considérable; dans celles des pieds et des mains, qui offraient une très-grande déviation, s'étaient formées des concrétions d'urate de soude et de chaux, indice certain de l'ancienneté de la maladie; après huit à dix bains, j'ai vu le malade jeter ses béquilles; après quinze bains, la déviation des membres avait disparu, et les concrétions sortaient d'elles-mêmes par une ouverture qui se produisait naturellement.

2° Le sieur Sauret, tenant un café à Arlanc, atteint aussi, mais depuis moins longtemps, de la goutte, qui chaque année lui revenait par accès, trois ou quatre fois, le sieur Sauret, dis-je, encouragé par les bons résultats qu'avait obtenus le sieur Passemart, a fait comme lui usage des bains d'Eau minérale d'Arlanc, et avec non moins de succès.

3° Le sieur Mandet, propriétaire habitant à Billom, Puy-de-Dôme, sujet à la goutte, se trouvant dans notre pays, vint me consulter. Je lui conseillai les bains d'Eau minérale d'Arlanc; deux jours après, je le vis revenir très-souffrant; l'articulation du petit doigt de l'une de ses mains offrait de la rougeur et du gonflement : « C'est ainsi, me dit-il, que chez moi la goutte s'annonce le plus ordinairement. » Le jour même il commença l'usage des bains, et l'accès, qui habituellement avait une durée de plusieurs semaines, fut arrêté dès le début. Après quatre bains, le gonflement et la rougeur disparurent.

Il est vrai que chez les deux premiers sujets la goutte a reparu plus tard; mais la durée des accès a été moins longue, et les douleurs, moins vives, quoique ni l'un ni l'autre n'aient suivi les conseils que je leur avais donnés pour en prévenir le retour.

15° *Maladies de la peau.* — Toutes ces maladies cèdent aussi à l'action des Eaux d'Arlanc, prises en bains et en boissons. Mais je combine toujours les bains émollients, savonneux et sulfureux, avec les bains d'Eau de la Source, et je n'emploie généralement ces derniers qu'après les autres.

16° Les Eaux d'Arlanc pourraient presque remplir toutes les indications que présentent les affections chroniques, et l'on doit leur accorder la préférence sur beaucoup de médicaments, plus ou moins composés, qui sortent de chez le pharmacien.

Mais c'est aux convalescents, qui relèvent de

graves et longues maladies, que ces Eaux, jointes aux soins hygiéniques, sont particulièrement favorables. Ils sont assurés de trouver dans l'emploi de ce moyen et le séjour d'Arlanc un entier et prompt rétablissement.

Les Eaux acidules, comme celles d'Arlanc, ne sont pas seulement utiles en tant que médicaments; elles forment encore dans plusieurs contrées, notamment en Allemagne, où on les boit naturelles, et en Angleterre, où l'on est obligé de se contenter d'eaux factices, une des plus grandes jouissances, un objet de luxe et de sensualité. C'est dans les colonies que s'en fait la plus grande consommation. Depuis quelques années cependant l'usage en devient de plus en plus général en France.

CHAPITRE IX.

LEUCORRHÉE OU PERTES BLANCHES. — DES CARACTÈRES DE CETTE AFFECTION, ET DE SON TRAITEMENT PAR LES EAUX MINÉRALES D'ARLANC.

Depuis quatorze ans que je dirige l'établissement des eaux minérales d'Arlanc, il m'a été facile de m'en convaincre, dans nos montagnes, comme dans les villes populeuses, la leucorrhée est fréquente. Témoin des ravages que fait cette maladie, j'ai dû y donner une attention toute particulière et chercher, pour le soulagement et la guérison des personnes qui en sont affectées, à tirer tout le parti possible des eaux d'Arlanc. Si, au chapitre précédent, dans l'énumération des différentes affections pour lesquelles ces eaux conviennent particulièrement, je n'ai pas compris la *leucorrhée*, c'est, non par oubli, mais à dessein : frappé de l'efficacité des eaux d'Arlanc contre ce genre d'affection si commun, j'ai voulu y consacrer un chapitre spécial.

La leucorrhée, appelée communément *pertes blanches*, est un écoulement muqueux par les parties génitales de la femme, déterminé par l'irritation de la membrane interne du vagin, du col et de la cavité de l'utérus; elle se manifeste ordinairement depuis la puberté jusqu'à la cessation des règles, mais plus particulièrement chez les femmes mariées. Le traitement de cette maladie, qui cependant a fixé l'attention d'un grand nombre de médecins, laisse encore beaucoup à désirer. Le docteur *Blatin* est celui de tous qui a le plus complétement traité ce sujet sous le nom de *catarrhe utérin*.

La couleur de la matière rejetée dans cette affection n'est pas toujours la même. L'écoulement est tantôt transparent comme du blanc d'œuf, tantôt blanc de lait; souvent il est jaunâtre, quelquefois vert ou roussâtre; il varie aussi quant à sa consistance, il est parfois séreux et abondant, mais le plus souvent visqueux. Il est tantôt inodore, tantôt très-fétide. Il acquiert quelquefois assez d'âcreté pour excorier la peau environnant les parties sexuelles.

Les diverses espèces décrites jusqu'à ce jour par les auteurs, peuvent se distribuer en sept classes, sous les titres suivants :

1° *Leucorrhée constitutionnelle.* — Elle est le plus ordinairement chronique. Les personnes faibles, pâles, décolorées, tristes, dont les chairs sont molles, les digestions lentes, sont le plus sujettes à cette sorte d'affection.

2° *Leucorrhée par irritation locale.* — L'écoulement est dû, dans ce cas, à la stimulation directe des organes génitaux, stimulation qui peut être produite par des causes fort diverses, telles que, par exemple, introduction d'un pessaire, d'un tampon, d'une éponge dans le vagin, injections irritantes, excès conjugaux, grossesse, accouchement laborieux, fausses couches, usage des chaufferettes, etc.

3° *Leucorrhée sympathique.* — Elle est le plus souvent occasionnée par des affections morales ou par une gastrite chronique.

4° *Leucorrhée déterminée par l'ingestion de substances emménagogues actives ou de certains aliments.* — Certaines eaux, les mauvais fruits, le laitage, le café au lait surtout, déterminent cette maladie. Ce dernier aliment, d'un usage si général, est particulièrement nuisible.

5° *Leucorrhée métastatique et supplétive d'autres évacuations naturelles ou morbides.* — Dans cette classe se trouvent principalement tous les catarrhes utérins qui surviennent lors de la suppression naturelle ou accidentelle des menstrues, des lochies, d'une diarrhée, d'un flux hémorrhoïdal, de la sécrétion du lait, d'un exutoire, et toutes les leucorrhées qui se manifestent par défaut d'exercice, par l'impression d'un air humide ou par l'habitation dans un lieu malsain.

6° *Leucorrhée critique.* — Cette classe, bien plus rare que les autres, survient à la fin des phegmasies aiguës des viscères, accompagnées de fièvres symptomatiques très-violentes.

7° *Leucorrhée syphilitique.* — Cette variété ne diffère de la blennorrhagie syphilitique qu'en ce que la matière de l'écoulement n'est pas toujours fournie par la vulve et le vagin, mais provient souvent de la membrane interne de l'utérus.

On a beaucoup écrit sur la nature de la leucorrhée. Quelques médecins n'y ont vu que le résultat de la gêne que les vaisseaux des parties affectées éprouvent par suite de quelque obstruction ou engorgement dans l'abdomen; d'autres n'y ont vu que des eaux, des glaires ou du lait. Aujourd'hui, les recherches d'anatomie pathologique ne laissent plus le moindre doute à cet égard: la leucorrhée est le produit de l'irritation de la membrane qui tapisse le vagin, l'utérus et ses trompes. En effet, l'intérieur en est alors boursouflé, sillonné par des vaisseaux variqueux, dus à l'exaltation des propriétés vitales des follicules muqueux de la membrane phlogosée; il est enduit d'une mucosité visqueuse, diversement colorée, quelquefois assez odorante, et l'on y remarque même souvent des taches brunes, d'autres fois de véritables ulcérations. Les points qu'affecte l'irritation leucorrhoïque ne sont pas toujours les mêmes: c'est plus souvent le col et le vagin que la matrice, la matrice plus fréquemment que l'intérieur des trompes; ce n'est jamais l'urètre.

Diagnostic. — Il est on ne peut plus important de bien distinguer entre elles les diverses espèces de leucorrhées. Les informations données par les malades ne sont pas toujours dignes de confiance. Il faut donc s'enquérir des circonstances caractéristiques, qui souvent sont assez concluantes pour dissiper toute incertitude. Le liquide, s'il est purulent et a beaucoup d'odeur, provient d'abcès développés soit dans les ovaires, soit dans un autre organe, tandis que les fleurs blanches n'offrent qu'un fluide visqueux, plus ou moins coloré, mais sans odeur fétide ni ressemblance avec le pus; s'il est rougeâtre, s'il est accompagné de douleurs des lombes et des aines, d'élancements dans le fondement, et surtout de gonflement et d'ulcérations au col de la matrice, nous reconnaîtrons que l'écoulement provient d'une lésion organique de la matrice.

Pronostic. — Ordinairement longue, incommode, cette affection peut avoir des suites fâcheuses suivant la nature de sa cause, son ancienneté, son état de simplicité ou de complication, suivant l'âge, le tempérament, le genre de vie de la malade, et beaucoup d'autres circonstances. Lorsque les pertes ne se manifestent que par intervalle et qu'elles tiennent à une irritation mécanique locale, la guérison est facile; lorsqu'elles sont anciennes, entretenues par une altération profonde de l'organe, lorsque la femme est d'un tempérament lymphatique, débile, lorsqu'elle est avancée en âge, cette affection a beaucoup plus de gravité. La lenteur et l'imperfection des digestions, la faiblesse, l'épuisement, la pâleur, l'amaigrissement, l'irrégularité des menstrues, et souvent leur suppression totale, en sont la suite. Heureuses les personnes qui en sont atteintes lorsqu'il n'en résulte pas, à la longue, une lésion plus profonde, qui leur fait traîner une existence misérable, et peut, après des souffrances inouïes, les conduire au tombeau.

Le pronostic de cette affection doit aussi varier suivant le mode de traitement adopté pour la combattre. Avant de se décider, il faut avoir égard à la cause qui l'a occasionnée ou qui l'entretient.

Description de la leucorrhée. — Des douleurs sourdes, une pesanteur aux reins, des dégoûts, des lassitudes, une démangeaison dans le vagin, des besoins fréquents et ordinairement douloureux d'uriner, sont les symptômes précurseurs. Presque aussitôt paraît un écoulement muqueux, peu abondant d'abord, avec la sensation de chaleur et de tension aux parties. Ce fluide muqueux prend bientôt de la consistance, devient jaune, vert, et plus abondant ; surviennent alors des douleurs assez vives dans le bassin ; les parties se tuméfient, il se déclare une fièvre symptomatique proportionnée au degré d'intensité de l'inflammation : c'est là ce qui caractérise l'état aigu.

Plus tard, ces symptômes d'irritation s'affaiblissent : l'écoulement devient assez ordinairement continu, plus ou moins abondant, varie de couleur et d'épaisseur ; les malades éprouvent des tiraillements d'estomac très-douloureux et digèrent fort mal ; d'où résulte de la faiblesse, de la paresse, de la pâleur, de la langueur, de l'amaigrissement, et une tristesse profonde ; assez souvent encore des accidents nerveux s'ensuivent : ces symptômes caractérisent l'état chronique.

Traitement de la leucorrhée. — Je ne saurais, sans

sortir de mon sujet, énumérer tous les traitements qui ont été recommandés et mis en usage pour combattre cette affection. L'emploi des Eaux minérales d'Arlanc me paraît sans contredit le plus sûr de tous, et c'est le seul qui doive m'occuper.

Après les soins hygiéniques, toujours indispensables, les principaux remèdes employés jusqu'à ce jour ont été et sont encore les toniques, soit en boissons, soit en lotions et injections; car, avant tout, il faut rétablir les forces générales et réveiller, par la voie intérieure, la vitalité des organes. Mais si l'on n'y joint le secours de certaines eaux minérales, bien choisies, tous ces remèdes sont très-souvent insuffisants. Sans revenir sur ce que j'ai dit dans le chapitre III, au sujet de Mme Gauthier et de Mme de Pompadour, les récentes et nombreuses cures que j'ai obtenues m'autorisent à le déclarer ici : pour la guérison de cette affection, les Eaux d'Arlanc ont des propriétés particulières, une efficacité incomparable, j'oserais presque dire la vertu souveraine d'un spécifique. Toutefois, le traitement éprouvera quelques modifications, suivant que l'écoulement sera à l'état aigu ou à l'état chronique. Les antiphlogistiques, les antispasmodiques, les dérivatifs et même les caustiques devront, suivant les cas, être employés concurremment avec les eaux. Mais ce sont les injections dans les bains qui m'ont paru produire les meilleurs résultats. Pouvant, à volonté, diminuer le degré de chaleur et de force du bain, il est facile d'approprier le traitement aux différentes périodes de la maladie, en tenant compte de l'état de simplicité ou de complication qu'elle présente, de l'âge, du tempérament de la malade et du genre de vie auquel elle est habituée. La durée du séjour aux Eaux devra être, on le comprend, d'autant plus prolongée que les fonctions seront plus gravement altérées ; mais après dix-huit bains, pris d'une manière convenable, il n'est guère de malade qui ne vienne me dire qu'elle se trouve parfaitement rétablie, et ne me demande à regagner ses foyers. Il me serait on ne peut plus facile de consigner ici une foule d'observations intéressantes, mais ce serait sortir des limites que je me suis tracées. J'engagerai seulement mes confrères à s'assurer par eux-mêmes de la vérité de mes indications, et les prierai de recommander à leurs malades de rester aux Eaux pendant tout le temps nécessaire pour obtenir, non pas une amélioration que toujours l'on y trouve, mais une cure radicale.

Je termine ici les détails que j'ai voulu donner sur les Eaux d'Arlanc. Tout médecin qui croit avoir trouvé un moyen d'être utile à ses semblables, en doit compte à la société : Voilà ce qui m'a décidé à entreprendre ce nouveau travail.

FIN.

N. B. — Pour se procurer des **Eaux gazeuses** d'Arlanc, aussi fraîches et aussi naturelles que possible, il faut s'adresser au Propriétaire, M. BRAVARD-DERIOLS, Docteur-Médecin à Arlanc, qui les fera expédier telles qu'elles sont prises à la Source, et sans qu'elles aient subi aucune préparation.

On en trouvera également à ses Dépôts dans toutes les principales villes.

Les Malades, les Convalescents, qui désireraient se retirer à la campagne, soit pour y jouir des agréments qu'elle offre, soit pour se procurer une tranquillité nécessaire à leur rétablissement, soit pour se rapprocher d'un Médecin, dont ils ont tous les jours besoin, trouveront dans l'établissement même des chambres propres et agréables. Ils auront au moins une fois par jour la visite du Médecin.

www.ingramcontent.com/pod-product-compliance
Ingram Content Group UK Ltd.
Pitfield, Milton Keynes, MK11 3LW, UK
UKHW020354250726
13967UKWH00005B/2276

9 782012 86498